QUELQUES CONSIDÉRATIONS PHYSIOLOGIQUES

SUR CE QU'ON DOIT ENTENDRE PAR

MORT ET MORT APPARENTE

PAR

MATHELIN (EDMOND)

de Bar-le-Duc (Meuse)

DOCTEUR EN MÉDECINE

Ancien élève de l'École du service de santé militaire de Strasbourg
Aide-major stagiaire au Val-de-Grâce (Paris)

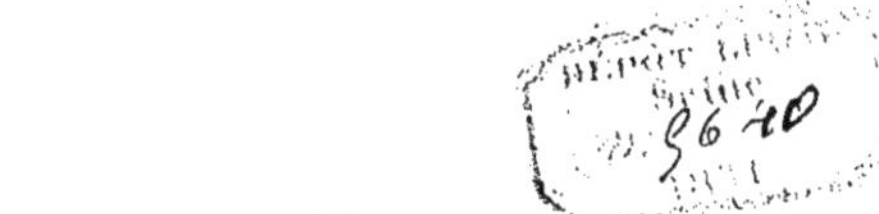

PARIS

TYPOGRAPHIE LAHURE

9, RUE DE FLEURUS, 9

1871

A LA MÉMOIRE VÉNÉRÉE

DE MON EXCELLENT PÈRE

PIEUX HOMMAGE

A LA MEILLEURE DES MÈRES

RECONNAISSANCE ET AMOUR

A MA SŒUR

A MES FRÈRES

A MES PROCHES

A TOUS CEUX QUI M'AIMENT

DÉVOUEMENT INALTÉRABLE

A M. C. BOMPARD

Maire de Bar-le-Duc, député de la Meuse

A M. LE COLONEL THIBOUVILLE

Commandant le 51e régiment de marche à l'armée de la Loire

A M. A. POINCARÉ

Ingénieur des Ponts-et-Chaussées à Bar-le-Duc

HOMMAGE DE PROFONDE GRATITUDE

INTRODUCTION.

De tout temps, la sagacité des physiologistes et des médecins lé-
gistes s'est exercée à chercher un signe univoque de la mort confirmée, facilement constatable même pour les personnes étrangères
à l'art.

Malgré une foule d'écrits, d'observations, d'expériences, ce signe
manque encore, et il n'est même pas à dire qu'il puisse être jamais
trouvé, si l'on songe que la mort est, comme nous le verrons, un
phénomène physiologique des plus compliqués.

Toutefois, hâtons-nous de le dire, la science possède un ensemble de signes, dont l'apparition simultanée est à peu près abso-
ment caractéristique de la mort. La législation actuelle quand on se
conforme bien à l'esprit de la loi et spécialement la réglementation
qui régit la constatation des décès dans la ville de Paris, mettent
désormais à peu près sûrement a l'abri de toute erreur. Nous
n'examinerons donc pas la question sous ce point de vue.

Nous aurons simplement pour but de rechercher étiologique-
ment ce que c'est que la mort réelle, ce que c'est que la mort apparente, quels sont les rapports et les caractères différentiels de ces
deux états voisins de l'organisme. Nous dirons quelques mots des
différents genres de mort et nous essayerons de rassembler dans
une monographie succincte les principaux états de mort apparente, puis nous terminerons par quelques indications thérapeu-

tiques à remplir dans tous les cas où on croira avoir affaire à ce dernier état.

Nous aurions voulu donner plus d'extension à notre travail. Malheureusement les circonstances pénibles de ces derniers temps ne nous en ont pas laissé le loisir et nous forcent à réclamer l'indulgence de nos juges pour la simple ébauche que nous leur présentons aujourd'hui.

QUELQUES CONSIDÉRATIONS PHYSIOLOGIQUES

SUR CE QUE L'ON DOIT ENTENDRE PAR

MORT ET MORT APPARENTE.

« Les causes premières des phénomènes nous échappent ; nous
ne pouvons en saisir que les manifestations. »

(Cl. Bernard, Introd. à la *Physiologie expérimentale.*)

CHAPITRE PREMIER.

DE LA MORT.

1. — GÉNÉRALITÉS SUR LA VIE ET LA MORT.

Nous ne pouvons dire de la mort qu'elle est la cessation de la
vie : notre définition reposerait sur une inconnue. Non-seulement la
vie nous est inconnue dans son essence : mais de même qu'il nous
est impossible de saisir l'instant précis où le germe commence à
croître et à vivre de sa vie propre : de même il nous est impossible,
au moins dans l'état actuel de la science, de dire à quel moment
précis toute activité vitale dans quelque partie que ce soit de l'organisme est complétement éteinte. Il est en effet bien constaté aujourd'hui qu'après les signes de mort les plus évidents, qu'après un
commencement même de putréfaction, certaines parties de l'organisme peuvent continuer à végéter et à s'accroître. Dans certains
cas, on a pu se convaincre de la poussée des cheveux, de la barbe,

du tissu corné en général, de la sécrétion persistante de la sueur, etc.

Ce fait coïncide d'ailleurs avec ce que la physiologie nous enseigne, à savoir, que l'être vivant est un tout complexe malgré son unité, que la vie dépend du jeu d'une multitude d'organes, que les fonctions de ces organes eux-mêmes ne sont autre chose que la résultante des propriétés vitales des éléments concourant toutes vers un même but. Et comme, en dernière analyse, tous les tissus quels qu'ils soient se réduisent à une agglomération de cellules vivantes au même titre que la cellule mère multipliée, transformée de mille et mille façons pour leur donner naissance, il en résulte qu'il y a autant de vies dans la vie individuelle qu'il y a de cellules vivantes dans l'organisme vivant.

Ces particules élémentaires ont jusqu'à un certain point une vie indépendante. Elles naissent, se développent et meurent, pour l'observateur attentif, d'après les lois qui régissent la vie générale. Qu'est-ce autre chose que ce phénomène si connu de l'*Inflammation* qui domine toute l'histoire de la pathologie, si ce n'est justement l'éclosion, sous l'influence d'une incitation quelconque de cellules vivantes, naissant, se développant et mourant au milieu d'un liquide *organisé*, que l'on admette la théorie de la scissiparité des éléments préexistants ou de la génération spontanée? Et qu'est-ce autre chose que le pus, si ce n'est, selon l'expression de notre illustre et regretté maître M. Küss de Strasbourg, un liquide charriant les *cadavres* de ces éléments cellullaires qui n'ont pu trouver place dans l'organisme ?

Si nous considérons maintenant la série animale, nous verrons qu'à mesure que la vie s'élève, qu'elle est plus variée dans ses éléments, dans ses fonctions, elle est, si l'on peut dire, plus une dans ses manifestations. Les particules élémentaires dont nous avons parlé, perdent de leur indépendance. Qu'une cause vienne à troubler l'harmonie de tous ces mécanismes divers agissant en vue d'un même but à atteindre, et la vie chez les animaux supérieurs abandonnera successivement tous les éléments.

Considérons au plus bas degré de l'échelle vivante, ces zoophy-
res, ces infusoires, ce monde d'animalcules microscopiques qui ne
possèdent de la vie que cette manifestation essentielle, la nutrition,
c'est-à-dire le pouvoir d'assimilation à leur propre substance de matériaux puisés en dehors d'eux. Nous en trouverons qui se réduisent
à une cavité ou réceptacle et à une enveloppe. On pourra les re-
tourner, faire de leur surface intérieure leur surface extérieure ; ils
continueront à vivre. Chez quelques-uns, l'unité vivante est tellement lâche qu'aussitôt que l'individu est né, il se réduit en une
quantité plus ou moins considérable d'individus nouveaux. Ici, la
vie élémentaire l'emporte sur la vie du tout. Chaque molécule
vivante est réduite à ses seules propriétés sans rapport autre
que celui d'une simple juxtaposition avec les autres molécules vivantes qui l'entourent. Il en résulte qu'elle ne peut être
nullement influencée par les phénomènes qui se passent dans sa
congénère ; aussi comprend-on qu'elle continue à vivre de sa vie
propre quand, imitant le genre de reproduction qu'emploie la
nature dans ces organismes inférieurs, nous l'isolons artificiellement. — L'être à texture si simple, à unité si lâche, que nous considérons en ce moment, dérive bien d'un germe unique, d'une cellule mère qui se multiplie plus ou moins. Mais nous ne retrouverons
pas dans ce genre le principe de plusieurs modalités de la force vitale. Les dérivés de cette cellule se grouperont toujours d'après un
type unique, d'après l'idée préexistante que M. Cl. Bernard admet
chez tous les êtres vivants. Mais chacun ne pourra avoir en force plus
que ne possédait la cellule primordiale elle-même ; il ne pourra non
plus en avoir moins, puisque dans cette cellule la vie était réduite à
son expression la plus simple. Chaque dérivé sera donc germe à son
tour. Dans ces conditions, l'individualité se réduit à une faible con-
nexion réunissant entre eux des éléments en tout semblables. Puis,
à mesure que l'on s'élève dans l'échelle des êtres, que les manifestations de la vie deviennent plus variées, l'individualité plus accentuée,
on s'aperçoit facilement que les parties constitutives deviennent de
plus en plus solidaires. On trouvera encore certains vertébrés infé-

rieurs (têtards de grenouille par ex.), dont les différents tronçons pourront s'accroître spontanément, mais dont l'un destiné à mourir, ne vit plus en vertu d'une force propre, mais d'une impulsion une fois reçue et dont l'autre qui contient le système cérébral central possédant la vie *in toto*, pourra seul reformer l'individu tout entier.

Si l'on considère la mort comme la destruction de l'individualité , on voit combien ce phénomène physiologique que l'on retrouve si apparent chez les êtres supérieurs se rapprochant plus ou moins de l'homme, perd de son importance dans les organismes inférieurs.

Comment veut-on que se traduise la destruction de l'individualité, quand cette individualité existe à peine? Il n'y a mort dans ce cas , qu'autant qu'il y a destruction moléculaire de tous les éléments. Mais à mesure que l'on remonte la chaîne des êtres, que l'on retrouve l'individualité plus évidente par la variété même de ses manifestations , on est obligé d'admettre une mort *somatique* ou *générale*, correspondant à la cessation des grandes fonctions, caractérisant essentiellement la vie des êtres supérieurs. Mais ici encore, il ne faut pas oublier que la mort réelle totale et définitive n'a lieu qu'autant que la mort moléculaire est complète. Autrement, il y a simplement destruction du consensus vital et « les organes sont, dit M. Cl. Bernard , des mécanismes vitaux simplement disloqués que l'on rétablit quelquefois artificiellement dans leurs conditions d'action. »

Les expériences de MM. Cl. Bernard et Brown-Séquard ne peuvent laisser aucun doute sur ce point, à savoir, que la vie persiste dans une certaine mesure, alors même que les grandes fonctions sont détruites avec les organes d'où elles dérivent. Que l'on décapite un chien ; certes, il y aura là mort réelle ; mais cette mort ne surviendra pas immédiatement. Que l'on rende aux molécules du tronc, leur excitant naturel, le sang ; étant donné l'intégrité préalable du système nerveux spinal et du tissu musculaire, on verra des réflexes, des mouvements survenir et la vie réapparaître jusqu'à ce que le sang qui ne peut plus se révivifier, ni réparer les organes avec lesquels il est en rapport, perde peu à peu ses propriétés, et que la structure des éléments commence à s'altérer.

Cette mort moléculaire ne suit pas immédiatement la mort générale. Entre la disparition des fonctions caractéristiques de la vie, tenant à la destruction d'un de ces trois grands organes constituant le *trépied vital* de Bichat et la perte des propriétés vitales dans tous les éléments, il y a un état que nous ne saurions définir autrement que sous le nom de *mort intermédiaire*. Cet état doit suivre immédiatement l'agonie, qui n'est autre chose que les dernières manifestations de la vie générale qui s'éteint. Mais quand finit-il? Quand la mort confirmée a-t-elle réellement lieu? C'est ce que nous ne pouvons décider, puisque nous n'avons, comme nous le dirons, aucun signe absolument certain qui nous permette de constater le moment précis où tout l'organisme est frappé de mort.

Au lieu de définir la mort, nous dirons donc maintenant avec Hufeland : « La mort en général n'est pas un changement subit; elle n'est pas l'effet d'un moment, mais bien le passage graduel de l'état de vie active à celui de vie latente, et ce n'est qu'à ce dernier état que succède la mort réelle, totale et définitive du corps. »

On peut dire d'une façon générale que les éléments possédant la structure la plus compliquée, que ceux qui ont le plus besoin d'un apport continuel de matériaux nouveaux, sont aussi ceux qui meurent le plus vite, lorsqu'ils sont soustraits à leurs conditions d'existence. Toutefois, Josat pense, qu'au début de la mort intermédiaire, tout le système nerveux n'est pas encore dénué de toute propriété ; la vie individuelle persiste dans une certaine mesure, le sens du toucher ne s'évanouissant pas tout à fait après les derniers battements cardiaques. Aussi pour éviter le délaissement prématuré du moribond, Josat engage-t-il à poursuivre les vestiges de ce sens dans leur dernier asile, la base du mamelon.

Si maintenant nous considérons l'homme tout à fait en particulier, on peut se demander ce que deviennent, dans l'état dont nous venons de parler, ses facultés intellectuelles, ce que devient le moi intellectuel et moral, pendant que le moi physiologique disparaît. Pour répondre à cette question, il est nécessaire de se reporter à la nature de l'homme. Non-seulement, l'homme se souvient, imagine, connaît ; mais il réfléchit, c'est-à-dire, qu'il s'étudie lui-même, qu'il a conscience de ses facultés, de ses connaissances, et cela en vertu d'un sens merveilleux qui le différencie à jamais des êtres qui se rapprochent le plus de lui, par leur perfection animale, sens intime qu'en dépit de tous ses efforts, l'école matérialiste ne saurait rattacher à aucun substratum matériel assez parfait. Or, ce sens intime, qu'on l'appelle âme, archée, conscience, raison, que devient-il ? N'est-ce pas lui qui dans l'homme, cet être éminemment doué d'intelligence, constitue bien plutôt l'essence de la vie que les propriétés vitales de tel ou tel élément ? Nous craindrions en abordant résolûment une pareille question de trop abandonner peut-être le terrain de la science médicale, pour nous placer à un point de vue presque purement philosophique. On peut raisonner d'ailleurs ici par analogie. La mort apparente, comme nous le verrons, n'est autre chose que la mort intermédiaire avec retour possible à la vie. Or, admettra-t-on que dans ce cas où la vie a pu être rappelée *in toto*, elle avait été préalablement tronquée, que la vie organique subsistait seule, que la vie animale était complétement éteinte ? Le sommeil, a-t-on dit depuis longtemps, est l'image de la mort. Or, dans ce phénomène physiologique sur lequel nous aurons à revenir, il faut bien admettre que si la vie de relation ne se révèle plus à l'extérieur, la vie intellectuelle n'en persiste pas moins à l'état latent, quelquefois même à l'état d'activité intérieure, s'exerçant sur les dernières données des sens qui ont précédé la suspension des fonctions de relation. Pourquoi n'admettrions-nous pas alors dans la mort intermédiaire, au lieu d'une suspension complète et réelle des facultés de l'homme, une vie latente de ces mêmes facultés, jusqu'à ce qu'il arrive un moment où la détérioration de l'organisme, allant continuant, le maintien de la vie devienne impossible ?

La mort, que l'on trouve encore ou non quelques vestiges de vie élémentaire, est alors, sinon complète, du moins définitive.

L'homme ne peut plus être rappelé à la vie corporelle, et si nous devions assigner un terme précis à la mort de l'homme, telle que la définit la philosophie spiritualiste, « la séparation de l'âme et du corps, » il serait le moment même que nous venons d'indiquer.

II. — DES DIFFÉRENTS GENRES DE MORT.

Quelles que soient les causes de la mort, sa pathogénie est au fond toujours la même.

Si nous supposons que l'individu fournisse toute la carrière qui lui est primitivement dévolue, sans qu'aucun accident pathologique ne vienne l'entraver, il arrivera en vertu de cette loi générale, qui veut que tout ce qui naît se développe et meure, un moment où les éléments anatomiques constituant les divers mécanismes vitaux *vieilliront*, c'est-à-dire, qu'il arrivera un moment où l'équilibre entre les phénomènes d'assimilation et de désassimilation qui correspond à l'âge adulte de la vie, sera rompu. Les éléments retourneront alors au plasma sanguin, par exosmose, plus de principes (créatine, créatinine, xanthine, acide paralactique, etc.), qu'ils ne lui en empruntaient par endosmose (musculine, névroline, chondrine, etc.). La caractéristique de ces phénomènes de caducité apparaît quelquefois au microscope dans la coagulation de l'endosplasma, la formation de granulations pigmentaires, de goutteletes graisseuses, etc. Les éléments vieilliront d'ailleurs plus ou moins vite, selon leur degré de vitalité. Quelques-uns mourront même, l'épithélium cutané, par exemple, alors que d'autres conserveront jusqu'aux limites extrêmes de la vie l'intégrité de leurs propriétés, les cellules nerveuses, par exemple, chez certains vieillards dans toute la plénitude de leurs facultés intellectuelles. La vieillesse de l'individu n'est donc après tout que le résultat de la vieillesse des éléments, comme sa mort n'est que le résultat de leur nécrobiose.

Quant à déterminer à quelle époque la mort par sénilité ou

extinction des propriétés vitales devrait arriver chez les différents êtres et chez l'homme en particulier, tant de causes extérieures agissent pour modifier le fonctionnement même de la vie, qu'il nous semble presque impossible de dire, quel est le terme physiologiquement absolu auquel devrait arriver l'être vivant, s'il pouvait être soustrait à toutes les influences morbides en dehors de l'usure de son organisme.

Bacon, Buffon, Hufeland, Quetelet, Flourens et plusieurs autres physiologistes admettent que la durée de l'évolution normale est égale au temps que met l'organisme pour arriver à complète maturité multiplié par des coefficients qui diffèrent presque suivant chaque auteur et qui varient entre les chiffres 5, 6, 7. La limite physiologique de la vie de l'homme selon que l'on admet comme âge de maturité 25 ou 30 ans serait donc $25 \times 5 = 125$ ou $30 \times 5 = 150$, etc. Ces données nous semblent trop incertaines pour qu'on leur accorde beaucoup d'importance. Nous préférons accepter comme moyenne de longévité les chiffres de 70 ou 80 ans indiqués par M. Michel Lévy et établis d'après les recherches de ce savant observateur dans les tables de mortalité d'un grand nombre de peuples différents, à différentes époques. Dans la mort sénile dont nous ne décrirons pas les signes précurseurs, signes de caducité si connus, par suite de l'affaissement parallèle de tous les organes, l'agonie sera moins évidente, moins longue. La vie s'éteindra non pas tant par suppression des conditions physico-chimiques nécessaires à son existence, que par destruction des éléments constitutifs eux-mêmes.

La seule différence essentielle que va nous offrir la mort accidentelle à la suite d'affections chroniques ou aiguës, c'est que le principe morbide, au lieu d'être inhérent à l'organe lui-même, portera sur les conditions de milieu qui lui sont étrangères, telles que l'air extérieur, le plasma sanguin. La mort dans ce cas est-elle le résultat d'une espèce de lutte dans laquelle la vie succombe? Y a-t-il réaction impuissante du principe vital ou de l'âme médicatrice, cette espèce d'entité que Barthez et Lordat considéraient comme surajoutée à l'organisme, contre la cause de destruction quelle qu'elle soit ? Évidemment non. L'organisme ne réagit pas en opposant une force vivante à une force physique. D'après la loi d'*adaptation* aux différents milieux, les conditions physiques d'existence de l'être vivant peuvent changer de direction, et c'est là tout ce qu'on peut entendre par réaction vitale. C'est le monde inorganique qui sert de support, pour ainsi dire, au monde organisé ; ces deux mondes se confondent pour constituer l'autonomie vivante; nous n'admettrons donc pas que la maladie s'attaque à une entité, le principe vital ; nous n'admettrons pas, comme on l'a dit, qu'un être vivant soit un organisme plus la vie, un cadavre un organisme moins la vie, car l'idée d'organisme ne se comprend pas sans celle de vie pas plus que l'idée de vie ne se comprend sans celle d'organisme. La maladie l'emportera quand les conditions physiques sans lesquelles l'organisme ne peut exister, seront tellement troublées que le fonctionnement de la vie deviendra impossible et que la mort des éléments aura lieu. La caractéristique de cette mort sera toujours la même et telle que nous l'avons décrite déjà.

Il n'y a donc pas, à proprement parler, plusieurs espèces distinctes mais plusieurs modalités dans la mort de l'organisme se.traduisant par des symptômes différents.

1° La mort par *maladies lentes* toujours due à des affections profondément débilitantes, à des cachexies de toute espèce, est la modalité qui se rapproche le plus de la mort sénile. Comme dans cette dernière, on observe une extinction plutôt qu'une suppression proprement dite de la vie. Longtemps, avant la mort définitive, la circulation, la respiration, l'hématose, la calorification, la digestion se ralentissent. Comme conséquence de tous ces phénomènes survient une émaciation de tout le corps, ce qui indique que les éléments essentiels à la vie ne trouvant plus dans leurs milieux les matériaux nécessaires à leur nutrition, ne peuvent continuer à vivre tant bien que mal qu'en s'appropriant la substance des éléments composant les tissus secondaires, que redissout le sang.

2° Dans la mort par *affections aiguës*, fièvres infectieuses, fièvres éruptives, pneumonies, traumatismes graves, etc., les choses marchent plus vite. Ce n'est pas encore l'un des trois foyers vitaux ou l'un des trois supports du trépied vital de Bichat qui est directement atteint ; c'est l'organisation tout entière qui est ébranlée soit par une altération générale du sang, soit, comme dans un cas de péritonite mortelle par exemple, par la fièvre allumée consécutivement à l'inflammation, ou par la perturbation du système nerveux consécutive à la douleur.

3° Enfin dans la *mort subite*, les choses marchent plus vite encore. L'organisme est privé tout à coup d'une grande fonction nécessaire à son existence. Cette fois c'est l'un des trois foyers vitaux qui est directement intéressé. Les troubles de la nutrition générale seront immédiats, et la mort des éléments suivra de près la cessation de la respiration, de la circulation ou de l'influx nerveux.

L'histoire de la mort subite est intimement liée à celle de la mort apparente ; aussi considérons-nous l'étude de ces deux états comme parallèle.

CHAPITRE II.

DE LA MORT APPARENTE.

I. — Étiologie de la mort apparente.

Nous venons de chercher à donner une idée de la mort comme phénomène physiologique, nous avons dit ce que l'on devait entendre par mort intermédiaire. Nous aurions à définir maintenant la *mort apparente*. Nous n'hésitons pas à dire que cette expression vague donnant lieu aux confusions les plus regrettables devrait être bannie de la science et remplacée par celle de *vie latente*. Que n'a-t-on pas désigné en effet, sous ce nom de mort apparente ?

On a dit que le *sommeil*, ce phénomène physiologique par excellence, était un cas de mort apparente. Or dans le sommeil il y a autre chose qu'un phénomène de passivité. Tout le monde sait que dans cet état les fonctions de la vie végétative telles que la nutrition, la respiration, la circulation s'accomplissent avec plus de calme, plus de régularité. L'essence du sommeil (Burdach) n'est donc point une négation. On peut être épuisé au physique et au moral sans éprouver le besoin de dormir. Une activité outrée des muscles et de l'encéphale empêchent de se livrer au sommeil. Le sommeil est donc un phénomène vital par excellence entravé dans certains cas pathologiques, survenant normalement en vertu de cette loi d'intermittence d'action de la vie animale que l'on retrouve partout et qui fut signalée pour la première fois par Bichat et Cabanis. Il n'a par conséquent rien à voir avec cet état essentiellement négatif de mort apparente ou vie latente.

Est-on plus en droit de donner le nom de mort apparente à cet état particulier que l'on désigne sous le nom de *léthargie*, état que M. Littré définit ainsi : « Un sommeil profond et continuel dans lequel le malade parle quand on le réveille, mais ne sait pas ce qu'il dit, oublie ce qu'il a dit et retombe promptement dans son dernier état. » Il est bien difficile de *méconnaître* l'existence de la vie dans cet état comme dans tous ceux qui s'en rapprochent plus ou moins, tels que le *coma somnolentum*, le *coma profond*, le *coma apoplectique* ou *carus*. Dans tous ces états la vie végétative subsiste plus ou moins, et tant que la vie végétative subsiste, la vie animale n'est pas détruite, la vie tout entière subsiste, car, comme nous l'avons dit déjà, il n'y a pas deux vies dans l'autonomisme vivant ; seulement les grandes fonctions peuvent être suspendues pour l'observateur, quand leur mécanisme a été atteint ; elles ne sont pas détruites, tant que les éléments plus ou moins dissociés conservent leur structure essentielle. C'est à des états léthargiques qu'il faut rapporter la plupart de ces observations de mort apparente où la vie serait restée suspendue pendant un temps prodigieux. La vie végétative subsistant, on s'explique par le maintien des conditions favorables pour l'existence des éléments anatomiques. que les fonctions de relation aient pu rester suspendues pendant plusieurs jours sans que la mort réelle s'en soit suivie C'est ainsi qu'on comprend la possibilité de faits tels que celui rapporté par Félix Plater d'un homme qui, excédé de fatigue, dormit trois jours et trois nuits, et cet autre cité par Salmuth d'une jeune fille qui, ayant dansé pendant deux jours, dormit quatre jours et quatre nuits. Mais, nous nions absolument que, chez les êtres supérieurs en organisation et chez l'homme en particulier, la vie puisse être totalement suspendue aussi longtemps sans que la mort réelle s'en suive. Il n'y a vie que là où il y a métamorphose, et si le tourbillon vital s'arrête trop longtemps, la vie générale disparaît avec la vie des éléments. Dans les cas de léthargie dont nous venons de parler, il y avait plus que mort apparente ; la vie se traduisait encore forcément par des manifestations extérieures si faibles qu'elles fussent.

Qu'entendrons-nous donc par mort apparente? Nous dirons qu'il y a mort apparente dans tous les cas où la vie est absolument latente, où l'observateur le plus attentif et avec les moyens d'exploration les plus parfaits ne trouve plus aucun signe apparent de la conservation de la vie, alors que la mort n'est pas encore positivement démontrée. Se conserver malgré les causes incessantes de destruction qui l'entourent, n'est-ce pas à vrai dire une manifestation de la vie dans l'organisme? Vivre à l'état latent tel que nous l'entendons, n'est donc, après tout, qu'une modalité de l'existence, qui se trouve à des degérs divers chez les différents êtres. La vie, avons-nous dit, peut être bornée à la nutrition dans le germe animal ou végétal pendant un temps plus ou moins long et chez ces organismes monocellulaires, amybes par exemple, où tout se borne à un échange de parties gazeuses entre l'être et le milieu ambiant. Or, dans ces cas, il peut se faire que la nutrition même soit suspendue pendant très-longtemps, dans certaines conditions de température et de sécheresse. Et cependant, l'organisme ne mourra pas, il sera conservé à l'état statique, c'est-à-dire propre à agir, mais sans manifester les actes propres à la substance organisée. Il recélera la vie, comme tous les corps récèlent sans la manifester au thermomètre, la chaleur qu'ils empruntent au monde extérieur pour revêtir successivement les trois formes, solide, liquide et gazeuse. On a cité depuis longtemps l'histoire de ces graines qui, ensevelies pendant nombre de siècles dans les tombeaux égyptiens, n'en ont pas moins germé quand on leur a rendu les conditions atmosphériques nécessaires à leur existence. On sait aussi que les infusoires, vibrions, rotifères, peuvent être artificiellement mis en état de vie latente par la dessiccation et qu'ils reprennent ensuite leurs propriétés quand on leur rend leur eau moléculaire. Dans l'histoire des virus, qui est encore si mal faite, ce qu'il y a de définitivement acquis, c'est la faculté que possèdent ces principes de conserver indéfiniment, pour ainsi dire, leurs propriétés malfaisantes.

Chez les organismes supérieurs, on ne peut réussir à suspendre

3 .

complétement la vie pendant un certain temps sans amener la mort, à cause de la facile altérabilité des substances qui composent la partie fondamentale de leurs éléments anatomiques et plus encore la facile altérabilité ou coagulabilité de leur sang, car déjà dans les conditions ordinaires de l'existence ces diverses altérations constituent la lésion caractéristique d'un très-grand nombre de maladies (trop souvent attribuées à tort à des particules solides comme les globules de pus) et qui en général amènent la mort rapidement avant que des lésions autres que celles d'ordre moléculaire se soient montrées dans les éléments anatomiques et les humeurs. Des observateurs autorisés ont rapporté l'histoire de crapauds complétement congelés en Islande et de poissons enfermés dans la glace en Russie, qui auraient été rappelés à la vie après huit ou quinze jours. Mais ces faits s'expliquent par la lenteur avec laquelle s'est opéré le changement de milieu. On sait que la loi d'adaptation dans une certaine mesure aux différents milieux est justement une propriété vitale. L'habitude est un phénomène d'ordre organique aussi bien que d'ordre intellectuel, et d'ailleurs les animaux chez qui de pareils faits de conservation de vie latente ont été observés sont des animaux à température variable, à sang froid, à respiration rudimentaire, et plus disposés par conséquent à s'accommoder des troubles survenant dans leur nutrition. Il n'y a pas là d'analogie avec ce qui se passe chez un certain nombre de mammifères (loirs, marmottes, chauves-souris, hélix des vignes, etc.), où toutes les fonctions pendant le sommeil d'hiver ou *hibernation*, innervation, circulation, respiration ne sont qu'incomplétement suspendues avec persistance de la vie intime, la queue du loir en léthargie repoussant après section. (Expér. de M. Cl. Bernard.)

« Les fonctions des animaux hibernants, dit M. Gavarret, sont languissantes, à peine sensibles ; mais aucune d'elles n'est entièrement suspendue. Leur circulation se ralentit, mais elle continue. Mangili a vu au microscope le sang circuler dans les capillaires de l'aile d'une chauve-souris engourdie. »

Mais au-dessous de 0° cet état de léthargie fait place à un véritable état de *vie latente*. L'animal ne réagit plus sous une incitation électrique ou autre. Il est indifférent au milieu dans lequel on le plonge, et ne tarde pas à mourir définitivement si l'état dont nous parlons persiste trop longtemps.

II. — Diagnostic de la mort apparente ou vie latente.

Il est évident que, quand la mort survient à la suite d'affections chroniques ou même d'affections aiguës, suivant une marche déterminée, quand le médecin a assisté à la fin du malade, qu'il connaît la lésion fondamentale qui, durant la vie même, devait lui faire prévoir le terme fatal, il est évident, dis-je, que dans ces conditions le doute n'est pas possible. On se trouve, après la cessation des dernières manifestations de la vie, tout au plus en face d'un cas de mort intermédiaire et non plus de vie latente proprement dite avec intégrité des organes. Mais souvent le médecin est appelé à se prononcer sur l'état de vie ou de mort d'un individu ramassé sur la voie publique, sur lequel on n'a aucun renseignement, ou chez lequel la suppression des manifestations vitales est survenue brusquement. Dans ce cas l'idée de mort apparente ne doit être éliminée qu'autant qu'on trouve des signes irrécusables permettant de conclure que la mort est définitive sinon totale. Dans son *Traité des signes de la mort*, en 1848, M. Bouchut posait en principe que, quand la cessation de tout battement cardiaque avait eu lieu pendant cinq minutes, on était en droit de conclure à la mort définitive. La mort apparente ou vie latente telle que nous l'avons définie n'existerait pas alors. Mais aujourd'hui ce signe est à peu près universellement rejeté. D'abord il a une valeur insuffisante. L'auscultation prolongée avec persistance d'une attention soutenue pendant un temps même assez court n'est pas une chose facile. Il peut se faire qu'à un moment l'oreille se lasse, et que ce soit à ce moment même qu'un battement presque imperceptible se produise. D'un autre côté ce signe est subjectif, c'est-à-dire qu'il ne

sera pas perçu là où il le sera par une oreille plus fine ou plus exercée. Dans le doute, il est aussi, croyons-nous, préférable de recourir aux moyens thérapeutiques propres à rappeler la vie dans
le cas où elle ne serait pas complétement éteinte, que de perdre un
temps précieux en vaines investigations. Enfin, il est aujourd'hui
démontré par les observations les plus authentiques que ce signe
est théoriquement faux. Admettre que la circulation est l'*ultimum
moriens*, c'est nier l'état syncopal vrai. Or, l'état syncopal vrai
existe et est compatible avec la vie. Les expériences de M. Bouchut, sur les animaux qu'il tue par soustraction de sang, ne prouvent qu'une chose, que la dernière manifestation vitale apparente
a consisté dans un mouvement cardiaque, mais elles ne prouvent pas
que la vie fût complétement éteinte et que les grandes fonctions
de l'organisation n'aient pu être rappelées. Ce qui corrobore cette
idée, ce sont les expériences que rapporte M. Cl. Bernard (Leçons
sur la physiologie et la pathologie du système nerveux, 1858) et
desquelles il résulte que, par suite de la galvanisation du pneumo-
gastrique chez différents anmiaux, le cœur s'arrête absolument,
mais pour reprendre son jeu normal aussitôt après la cessation de la
galvanisation. D'ailleurs, un grand nombre d'observations ont déjà
paru, dans lesquelles on constate que le rappel à la vie dans différentes circonstances où le cœur ne laissait plus rien entendre à
l'auscultation, a été possible. C'est surtout chez les nouveau-nés
que des succès vraiment prodigieux ont été obtenus.

III. — DE LA DURÉE DE LA MORT APPARENTE.

Aujourd'hui il est physiologiquement impossible d'admettre des
histoires du genre de celle de l'Arménien Eurus, qui, au dire de
Platon, se remit à vivre sur le bûcher après avo   été tué (*sic*) dans
une bataille douze jours auparavant; et celle non moins prodi-
gieuse de Gocelinus, neveu d'un archevêque de Cologne, qui re-

couvra la vie sur le tombeau de saint Suibert, après être resté submergé quinze jours dans le Rhin. Les livres du moyen âge sont pleins d'anecdotes fantastiques de ce genre, dans lesquelles une trop large part est faite au mystérieux pour qu'on puisse leur accorder grande créance. Mais il est des faits récents dont l'authenticité ne saurait être méconnue, sur lesquels nous nous baserons pour évaluer la durée moyenne de la mort apparente chez l'homme.

Un de ceux qui nous a le plus frappé, qui est aujourd'hui relaté partout sous le nom d'*Histoire du pendu de Boston*, est ce fait curieux inséré dans le journal médical de Boston en 1858, et rapporté dans le journal de physiologie de Brown-Séquart (tom. I, page 822), présentant par conséquent toutes les garanties d'authenticité désirables.

Trois médecins américains de la ville de Boston, les docteurs Clark, Ellis et Shaw obtinrent de se livrer à des expériences physiologiques sur le corps d'un supplicié. La pendaison avait eu lieu à 10 heures du matin. Au bout de 7 minutes on constata 100 pulsations à la minute; deux minutes plus tard 98; trois minutes après 60 battements seulement très-faibles; après deux autres minutes tout battement avait disparu. A 10 heures 25 minutes on cessa la suspension et on ne constata ni bruit, ni impulsion si faible que ce soit du cœur. A 10 heures 40 minutes la corde fut relâchée et la face de rouge pourpre passa à une pâleur graduelle. A 11 heures 30 minutes un mouvement de pulsation régulier se montra dans la veine sous-clavière. En appliquant l'oreille sur la poitrine, on constata que ce mouvement dépendait bien du cœur, et on put compter 180 battements sourds, mais réguliers, distincts, avec impulsion légère. On ne s'inquiéta pas de la vie de l'individu qui, à ce moment, pouvait peut-être être rappelée. Le thorax fut ouvert, le cœur mis à nu continua à battre. L'oreillette droite, qui était surtout en vue, se contractait et se dilatait avec énergie et régularité. A 12 heures on constatait encore 40 pulsations à la minute, et à 1 heure 45 minutes, 5. Les mouvements spontanés cessèrent à 2 heures 45 minutes et l'irritabilité ne disparut qu'à 3 heures 18 minutes, plus de 5 heures après la pendaison, près de 4 heures après la réapparition des bruits du cœur.

Cette observation que nous avons rapportée tout au long à cause de l'intérêt qu'elle présente, prouve deux choses : 1° l'existence de l'état syncopal vrai; 2° la possibilité de la durée de la vie latente pendant plus d'une heure avec cessation absolue des bruits du cœur.

Nous ne ferons que mentionner différents cas de mort apparente rapportés au Sénat en 1866 et 1869. La relation que fait le cardinal Donnet d'un cas de léthargie qui faillit lui coûter la vie, est particulièrement curieuse en ce qu'un médecin fut appelé et constata que la mort était définitive. Elle prouve que ce médecin, se basant sur la cessation des battements cardiaques, prit pour une mort reelle et définitive un état de mort apparente ou de vie latente, tel que nous l'avons défini, état qui, malgré la conservation des facultés intellectuelles (le cardinal voyait, entendait, comprenait tout ce qui se passait autour de lui concernant les préparatifs de son inhumation), dura plusieurs heures. Quant aux autres cas cités, pour la connaissance desquels nous renvoyons à la lecture des séances du Sénat du 28 février 1866 et 30 janvier 1869, nous sommes persuadé que, si un médecin eût été appelé et n'eût fait remonter l'origine de la mort apparente qu'à la cessation absolue des battements du cœur, la durée de cet état dans lequel on pouvait, à la rigueur, croire à la mort réelle, eût été moins longue, et les terribles méprises qui eurent lieu, impossibles, grâce au délai fixé par la loi.

La durée de la mort apparente, comme nous la comprenons, ne pourrait donc durer que quelques heures (histoire du pendu de Boston; Observation du cardinal Donnet). Mais chez les jeunes animaux, l'hématose étant peu active, la suppression de la vie est bien plus lentement funeste. Nul doute que l'état de vie absolument latente ne puisse persister beaucoup plus longtemps chez les nouveau-nés que chez les individus plus âgés. En général, nous pouvons dire que *plus les fonctions seront rudimentaires* et que *plus l'organisme aura eu de temps pour s'accoutumer à la cause nocive*, plus la durée de la mort apparente pourra être longue. Aussi est-ce dans l'état syncopal plus que dans tout autre que l'on trouvera des cas de mort apparente singulièrement longs. On a pu rappeler à la vie des individus déjà submergés depuis une demi-heure, une heure, quelquefois même plusieurs heures. C'est que, dans ces cas, le phénomène primitif n'a pas été l'asphyxie, mais la syncope. Supposons, en effet, un individu tombant à l'eau, privé de tout secours, ne sachant pas nager. Si, avant que les premières atteintes de l'asphyxie aient eu lieu, il y a eu temps pour la réflexion, on comprend que l'émotion, à la vue d'une mort irrémédiable, occasionne un tel trouble dans le système nerveux que l'action dynamique du cœur se trouve anéantie, et qu'il en résulte un état syncopal vrai. La vie semble alors baisser d'un degré. La circulation devenant moins active, toutes les autres fonctions diminuent d'énergie; le sang vicié par défaut d'hématose passe peu ou point dans le système artériel. Les éléments ne sont donc pas tués par intoxication; ils végètent tant qu'ils peuvent se suffire à eux-mêmes et meurent par inanition pour ainsi dire.

S'il est difficile de s'entendre sur le début de la mort apparente, il est encore beaucoup plus difficile de dire à quel moment cet état disparaît pour faire place à la mort réelle, confirmée. Nous ne voulons pas entrer dans une discussion approfondie concernant la valeur relative des différents signes qui ont été proposés successivement comme caractéristiques de la mort ; mais nous croyons que nous devons, comme appendice nécessaire à ce que nous venons de dire sur la mort apparente, envisager ces signes dans leur ensemble et dire un mot de la constatation des décès et des mesures propres à éviter les terribles méprises qui ont fait prendre quelquefois pour une mort réelle le simple état dont nous venons de parler.

IV. — De la constatation de décèss.

Il y a longtemps déjà que Louis s'irritait, au nom de l'hygiène, contre ceux qui croient devoir attendre l'apparition de la putréfaction pour se prononcer sûrement sur l'état de vie ou de mort. Cependant, à l'heure qu'il est, la science ne possède encore aucun autre signe univoque positif, et, encore, comme le font remarquer, M. Orfila, dans son travail remarquable sur la matière, et M. Devergie, dans son rapport inséré dans les *Annales d'Hygiène et de Salubrité publiques* de 1866, ne faut-il pas s'en tenir à certains caractères pris isolément.

La couleur propre au cadavre en putréfaction est quelquefois moins prononcée dans certains cas de mort, par submersion par exemple, que dans certains cas de fièvre pernicieuse et de choléra. Il ne faudrait pas prendre non plus les taches livides des épidémies et de la variole pour des signes de putréfaction.

L'odeur propre à la putréfaction des corps vivants est quelquefois à peine sensible, surtout si le cadavre est exposé au froid. Certaines maladies, au contraire, provoquent pendant la vie même (gangrène des poumons, cancers des organes internes, ozène) une odeur repoussante. Si le médecin se trouvait en face d'un corps, sur lequel il n'aurait aucun renseignement, il devrait donc se garder de se prononcer d'après ce seul caractère.

Comme signes positifs de la putréfaction cadavérique, nous signalerons l'*absence d'auréole inflammatoire* à la limite des parties sphacélées et putréfiées, et surtout la *généralisation* des phénomènes de décomposition.

Enfin, s'il y avait encore place pour le doute, Orfila donne le conseil d'attendre que l'épiderme se soulève et se détache, que le tissu de la peau se ramollisse.

La putréfaction arrive plus ou moins vite dans les différents cas, suivant la constitution et le tempérament. Elle survient plus vite dans les organes détériorés, dans les tempéraments lymphatiques, scrofuleux, dans les dyscrasies où la proportion d'eau dans le sang augmente. Les tissus adipeux se décomposent les premiers, ce qui fait que la putréfaction marche si vite chez la femme et chez l'enfant. Elle est retardée dans les morts subites ; elle arrive presque immédiatement dans les cas de mort par gangrène sénile.

Nous avons rappelé tous les caractères de la putréfaction, parce que, en somme, c'est encore le seul signe certain de mort que possède la science. Faire l'histoire de tous les signes qui ont été préconisés ensuite pour remplacer ce signe trop tardif, nous entraînerait trop loin. Nous nous contenterons de les figurer dans un tableau, avec leur valeur respective.

SIGNES DÉPENDANTS DE :		SIGNES NÉGATIFS.	SIGNES POSITIFS.
1° Arrêt des fonctios.	1° Douteuux.	Rien par dinamoscopie. Refroidissement du corps. Rien par épreuves chirurgicales. Rien à l'auscultation du cœur [1].	Flexion du pouce dans la main. Pointe du pied portée en dehors.
	2° Très-probables.	Perte de transparence des doigts. Sang non coagulable. Artères vides et veines remplies de sang.	
	3° Très-probables.	Relâchement des sphincters. Absence de phlyctènes par la brûlure. Rien à l'acupuncture du cœur [2].	
2° Décomposition cadavérique.	Très-probables.	Absence de phénomènes d'oxydation [3]. Absence de contraction galvanique.	Déformation des globules. Toile glaireuse de la cornée. Affaissement du globe de l'œil. Tache scléroticale. Rigidité cadavérique.
	Signe absolument certain.		Putréfaction.

1. Nous avons dit que ce signe, loin d'être suffisant, nous marquait, au contraire, le début de la vie latente.

2. Ce signe a une valeur qu'on ne peut méconnaître; c'est lui qui doit être substitué au signe préconisé par M. Bouchat. L'acupuncture doit se pratiquer d'après le procédé de Larrey, obliquement, de gauche à droite et de bas en haut, entre l'appendice xyphoïde et le cartilage de la septième côte. On évite ainsi la plèvre, le péritoine, le diaphragme, la mammaire interne, et l'on pénètre en plein ventricule. Dans les expériences faites, on constate, à la suite de l'opération, simplement une petite tache ecchymotique sur le péricarde, rien ou presque rien à la face interne. Pas d'accidents chez les survivants. Le rappel à la vie a été possible dans des cas où la vie ne se révélait plus que par ce procédé d'exploration, mais jamais quand l'aiguille était immobile.

3. Nous devons dire un mot de ce signe, puisqu'il a fait le sujet d'une communication de M. Laborde à l'Académie de médecine le 26 juillet 1870. M. Laborde plonge à une suffisante profondeur une aiguille d'acier, bien polie, non détrempée; après un temps variable, ordinairement très-court, l'aiguille est terne, oxydée. Sur le cadavre, après vingt minutes et demie, elle reste absolument nette. Ce signe est constant dans la mort réelle. Mais un grave reproche à lui faire, c'est qu'il est négatif, et que l'on comprend parfaitement qu'il puisse se retrouver dans certains cas où la mort n'est pas encore définitive.

La législation qui régit la constatation des décès, devait se pré-
munir contre l'incertitude des moyens que possède la science pour
pouvoir se prononcer, toujours à coup sûr, sur l'état de vie ou de
mort. En France, l'article 77 du Code civil veut que l'inhumation ne
soit autorisée que 24 heures après le décès, et sur un permis délivré
par l'officier de l'état civil, qui au texte même de la loi doit constater
lui-même s'il y a réellement mort. L'article 258 du Code pénal
frappe d'un emprisonnement de six mois à deux ans le délit d'inhumation en dehors des conditions prescrites par l'article précé-
dent. Plusieurs fois l'opinion publique s'est émue des cas d'inhumation précipitée qui ont eu lieu dans ces derniers temps. A
diverses reprises en 1862, 1863, 1866 et 1869, des pétititions
furent adressées au Sénat demandant la réforme de la législation
actuelle et la prescription de certains moyens tels que construction
d'appareils électriques, sonnettes, cercueils à couvercles mobiles,
etc., à employer dans tous les cas d'inhumation pour empêcher
les méprises. Nous ne nous arrêterons pas à l'étude de ces moyens
dont quelques-uns sont irrationnels et qui tous sont impraticables.
Nous dirons même que la plupart des inhumations précipitées, pour
ne pas dire toutes, dont l'authenticité ne saurait être mise en doute,
telles que celles rapportées à la tribune du Sénat en 1866 et en
1869, ont eu lieu parce qu'on ne s'était pas conformé à l'esprit de
la loi. Dans certains cas, les personnes étrangères à l'art confon-
dront facilement l'état de mort apparente et quelquefois même
celui de léthargie avec l'état de mort réelle. Il serait donc à désirer
que la signature d'un médecin accompagnât toujours la permission
d'inhumer délivrée par l'officier de l'état civil, et nous nous asso-
cions pleinement au vœu exprimé en 1866 et 1869 par le cardinal
Donnet, qui voulait qu'il y eût dans toutes les villes et les cam-
pagnes un système de vérification des décès calqué sur la réglementation actuelle qui régit la ville de Paris.

Dans certains cas d'épidémie, dans les cas de mort subite de
voyageurs ou de malades agglomérés dans les hôtels ou les villes
d'eaux, non-seulement il faut tenir la main à ce que la loi soit

strictement exécutée, mais il serait très-désirable que la constatation du décès fût toujours faite par un médecin. Quant à l'établissement d'obitoires ou de maisons mortuaires que l'on a parlé quelquefois d'introduire en France sur le modèle de ce qui se passe en Allemagne, nous croyons ce moyen inutile, contraire aux lois de l'hygiène et révoltant pour les sentiments de famille. Ce moyen revient à prolonger le délai exigé pour l'inhumation; mais il ne prévient pas les erreurs dans la constatation des décès, et le transport d'un individu à l'état de vie latente dans une de ces maisons équivaut presque à son inhumation précipitée. Ce qui confirme cette idée, c'est que, d'après une statistique établie en Allemagne même, sur 46 000 morts recueillis dans ces maisons, aucun n'a été rappelé à la vie. Nous ne saurions mieux faire d'ailleurs pour conclure à ce sujet, que citer un passage du rapport de **M.** Devergie en 1866 au nom du conseil d'hygiène publique et de salubrité du département de la Seine, adressé au ministère de l'intérieur sur la question qui nous occupe. « Où en serions-nous, en hiver, avec les maisons mortuaires? En dehors des froissements des sentiments qu'une pareille institution vient heurter, il nous faudrait, dans certains moments de l'année, attendre jusqu'à douze et quinze jours pour acquérir la certitude de la mort. Je laisse à penser ce qu'il adviendrait dans les régions du nord de l'Europe, si l'on invoquait de pareils moyens en ces contrées où, durant quatre à cinq mois de l'année, les viandes sont congelées et transportées à des distances énormes de marché en marché, sans jamais s'altérer. Que si l'on chauffait la maison mortuaire on hâterait la putréfaction des individus décédés et on développerait forcément une odeur des plus infectes dans ces asiles. C'est dans cette atmosphère que se trouverait placée la personne dont la mort paraîtrait douteuse ! »

CHAPITRE III.

DES PRINCIPAUX ÉTATS DE MORT APPARENTE OU VIE LATENTE.

1. — CAUSES GÉNÉRALES AUXQUELLES ON DOIT RATTACHER TOUS LES CAS DE MORT APPARENTE OU VIE LATENTE.

Il n'y a, à proprement parler, vie latente qu'autant que l'organisme tout entier est troublé. Dans l'autonomisme vital, les grandes vies fonctionnelles ne peuvent être abolies séparément, c'est toujours la vie générale qui est atteinte. Nous ne devrions pas, à la rigueur, dire qu'il y a mort apparente par syncope, par asphyxie, par apoplexie. Bichat est le premier qui, bien qu'incomplétement, ait entrevu cette unité vivante existant dans tout l'être vivant et nullement dans une de ses fonctions, si parfaite qu'elle soit. Analysant les différents cas de mort subite, Bichat les rapportait tous à 3 types principaux : mort subite par le *cœur*, mort subite par le *cerveau*, mort subite par le *poumon*, mais admettait déjà une corrélation étroite dans la pathologie comme dans la vie fonctionnelle de ces trois organes. C'est à leur ensemble qu'il donna le nom si pittoresque et si juste de *Trépied vital*. Dans l'étude des cas de mort apparente, c'est encore l'ordre indiqué par le grand physiologiste dans ses admirables *Recherches sur la vie et la mort* que l'on doit suivre aujourd'hui.

Nous avons dit que toute mort subite n'est qu'une mort apparente survenant brusquement et passant plus ou moins vite à la mort confirmée, le mécanisme de la vie ayant été enrayé assez longtemps pour qu'il y ait eu altération des organes. Nous avons donc à examiner dans les différents cas de mort subite, la phase qui dans chacun d'eux précède la mort définitive. Nous écarterons tous les cas où la cause perturbatrice est telle, qu'il n'y a nul doute à concevoir sur la nécessité plus ou moins proche de la mort générale. Nous voulons parler de tous ces cas de mort violente par décapitation, par vastes traumatismes, où toute une partie des fonctions nécessaires à la manifestation de l'autonomisme vital disparaît avec les organes essentiels à ces fonctions.

Ceci dit, nous rapporterons à 3 causes les différents cas de mort apparente que nous allons étudier : 1° à la syncope; 2° à l'asphyxie; 3° à la cessation de l'influx nerveux.

II. — DE LA MORT APPARENTE PAR LE CŒUR OU SYNCOPE.

Le cœur est un organe creux, contractile, à jeu régulièrement intermittent sous l'empire de deux incitants : 1° le sang, qui l'excite continuellement dans le sens de la contraction par l'intermédiaire du système nerveux ganglionnaire; 2° l'influx nerveux cérébral, qui lui est transmis par les filets du nerf vague, et modère sans la détruire l'excitation sanguine.

Or, l'arrêt du cœur peut avoir lieu de plusieurs façons :

1° Par insuffisance de sang;

2° Par augmentation de l'influx nerveux cérébral, déterminée par exemple par l'excitation du spinal, dont les filets s'anastomosent avec ceux du nerf vague, et agissant peut-être en maintenant le muscle dans un état de tension permanent, en tout cas en l'empêchant de revenir sur lui-même pour se contracter ensuite;

3° Par lésions du muscle lui-même ou troubles dans l'état statique du cœur.

Mais quelle que soit l'origine de la syncope, toujours nous retrouverons pour conséquence de l'arrêt du cœur cette gradation dans les phénomènes morbides consécutifs qu'indiquait déjà Bichat : 1° Plus d'impulsion reçue par le cerveau; 2° plus de mouvement de

cet organe; 3° plus d'action exercée par lui sur l'appareil locomo-
teur; 4° plus de contractions des muscles intercostaux et du diaphragme; 5° plus de phénomènes mécaniques et bientôt plus de
phénomènes chimiques de la respiration; 6° plus d'hématose;
7° mort des éléments par défaut de nutrition.

La première espèce de syncope peut s'appeler *syncope par ané-
mie*. Elle a lieu à la suite des hémorrhagies graves, les hémorrhagies puerpérales par exemple, qui diminuent assez la quantité de sang
de l'organisme pour qu'il n'y ait ait plus excitation suffisante du
cœur. Mais la vie ne s'éteint pas aussitôt que le cœur est arrêté, et
le médecin ne doit abandonner pour cadavre un corps épuisé par
hémorrhagie qu'autant qu'il y a des signes de désorganisation évidente. L'animal tué par hémorrhagie, en effet, ne meurt pas tant
par manque de sang que par manque d'excitant normal; c'est ce
qui résulte des belles expériences de MM. Bouchut et Brown-Séquart, qui, en injectant du sang en suffisante quantité dans le système veineux d'animaux exsangues, ont pu rendre l'essor au cœur
et à toutes les fonctions assez longtemps pour que le sang normal
propre à l'individu ait eu le temps de se reproduire dans les organes
hématopoiétiques en quantité suffisante pour la nutrition et la réparation des éléments.

Outre la syncope hémorrhagique, nous signalerons encore la
syncope survenant dans *le choléra*, *l'inanition* et *l'introduction de
l'air dans les veines*, qui nous paraît être un phénomène de même
ordre.

— Dans *le choléra*, c'est l'incitant normal, le sang, qui est modifié au point qu'il peut perdre toutes ses propriétés. On sait, en
effet, que le fait le plus constant dans le choléra consiste dans
l'exhalation par toutes les muqueuses du sérum sanguin. Comme
conséquence, à une période plus ou moins avancée de la maladie,
suivant la rapidité de sa marche, survient un épuisement général
non-seulement des fonctions de relation, mais aussi de toute la vie
organique. Non-seulement le sang modifié dans sa composition
perd ses propriétés excitantes, mais il est encore mécaniquement

gêné dans sa circulation. Le pouls disparaît, les battements du cœur deviennent de plus en plus faibles. La température périphérique s'abaisse au point que toutes les parties acccessibles sont glacées. L'intelligence s'obscurcit, la voix est éteinte ; une sueur visqueuse couvre tout le corps ; la peau est flétrie avec plaques bleuâtres disséminées ; le facies est hippocratique ; il y a flétrissure de la conjonctive, affaissement et plissement de la cornée, taches de sang scléroticales, obnubilation générale des sens. Tous ces phénomènes sont corrélatifs, tous s'expliquent par la cause que nous invoquions tout à l'heure, et tous ces phénomènes ne peuvent être considérés comme des signes de mort confirmée ou même définitive. Dans un des derniers cas cités d'inhumation précipitée, je veux parler de l'histoire de la jeune fille du Morbihan, relatée dans la séance du Sénat du 30 janvier 1869, la méprise dont nous parlons eut lieu ; on prit l'ensemble des symptômes que nous venons de décrire pour les signes de la mort réelle.

La mort apparente par *inanition* que l'on observe assez souvent comme phénomène consécutif à certaines maladies (cancers de l'estomac, dyssenterie infectieuse à la dernière période, etc.), peut être considérée comme le résultat d'une syncope par manque de sang, mais aussi comme le résultat d'une asphyxie par *défaut de matériaux* sur lesquels puisse s'exercer l'hématose. La syncope ici est graduelle et s'accompagne d'un abaissement progressif de la température. Les animaux résistent à cet état suivant leur degré d'organisation. Les tortues ont pu vivre 5 ans sans prendre de nourriture. Chez les êtres supérieurs et chez l'homme, où les combustions sont actives, trois ou quatre jours ne peuvent se passer sans déterminer des accidents graves et le plus souvent mortels, car on comprend toute la difficulté qu'il y a à restaurer un organisme déjà comburé en grande partie.

— Il y a un cas de mort apparente subite qui a toujours été jusqu'à ce jour suivi de mort réelle, survenant pendant les opérations qui nécessitent des traumatismes considérables. Dupuytren a signalé le premier plusieurs de ces cas. Nous voulons parler de l'*introduc-*

tion de l'air dans les veines. Ce phénomène est aujourd'hui très-rare. Il n'est pas nécessairement mortel, mais il détermine la syncope par difficulté de progression du sang, par obstacle plus ou moins fort à l'activité cardiaque qui chasse le sang dans les artères ; au même titre que les bulles d'air divisant en plusieurs parties une colonne liquide renfermée dans un tube capillaire, l'empêchent d'obéir à l'action de la pesanteur. Mais à cette cause il faut ajouter cette considération que dans toutes les observations rapportées jusqu'à ce jour, il y a une large part à faire à l'affaiblissement du sujet, au chloroforme, à l'hémorrhagie, autant de causes pouvant produire ou au moins favoriser la syncope.

— Parmi les causes produisant la syncope de la deuxième espèce, ou syncope par troubles dynamiques du cœur, nous citerons tous les phénomènes que M. le professeur Brown-Séquart désigne sous le nom de phénomènes d'arrêt. Ces phénomènes survenant quelquefois à la suite de grandes émotions, de chocs extérieurs, sont propres à l'homme. Quand la sensibilité est outrée, quand les réflexes sont trop puissants, le cerveau, trop fortement irrité, réagit par l'intermédiaire du pneumo-gastrique comme agent stupéfiant sur le cœur. C'est peut-être le même mécanisme qui survient dans toutes les intoxications amenant un affaissement subit ; le poison agirait alors comme modificateur du système nerveux ou comme stupéfiant de la fibre musculaire du cœur elle-même.

Mais une cause de syncope que nous pouvons rattacher à cette idée et qui mérite toute notre attention, a sa source quelquefois dans l'*anesthésie chloroformique*, à laquelle la science a si souvent recours aujourd'hui. Nous n'entrerons pas dans les discussions qu'a fait naître la découverte de l'éthérisation et de la chloroformisation. Aujourd'hui le chloroforme est à peu près généralement employé, et c'est à peine si on enregistre encore dans les annales de la science quelques cas isolés d'accidents mortels ; encore faut-il reconnaître que la plupart sont survenus quand le chloroforme a été administré par des dentistes ou par des personnes étrangères à l'art. Toutefois, nous ne pouvons considérer comme une vérité absolue cette proposition de M. Sédillot, à savoir que « le chloroforme pur et bien employé ne tue jamais. » Les accidents mortels survenus entre les mains des plus savants praticiens ne peuvent être niés.

On a longtemps discuté pour savoir comment la mort survenait dans la chloroformisation. Il est probable que les deux mécanismes de la syncope et de l'asphyxie peuvent se produire, mais que l'un est plus fréquent que l'autre, suivant la période à laquelle on observe. Peut-être, faut-il admettre dans le chloroforme (Expériences de M. Cl. Bernard, Revue des Cours scientifiques 1869) la présence de deux agents toxiques agissant l'un sur le système nerveux qu'il stupéfie, l'autre sur la fibre cardiaque qu'il paralyse directement. Tout au début de l'anesthésie chloroformique, c'est la *syncope* qui se produit, non pas tant par action directe de l'agent anesthésique que par la vive émotion produite sur certaines personnes dont la sensibilité est exagérée, à la première inhalation des vapeurs de chloroforme. C'est principalement chez les personnes à tempérament nerveux, chez les femmes, que la syncope initiale survient. Ne peut-on pas voir, alors, dans ce fait une analogie avec cette syncope provoquée souvent par la simple vue des instruments chirurgicaux, ou même par l'apparition du chirurgien? On connaît l'histoire de cette syncope mortelle survenue chez un malade que Dupuytren allait opérer de la taille, au moment même où le chirurgien de l'Hôtel-Dieu indiquait avec l'ongle, à sa nombreuse assistance, la ligne d'incision qu'il devait suivre sur le périnée. Si l'on a affaire à un malade préparé depuis longtemps à l'idée de l'opération qu'il doit subir et comprenant l'intérêt qu'il doit retirer de l'administration du chloroforme, on aura toute chance d'éviter l'accident dont nous venons de parler et qui doit être rapporté au moins autant à l'émotion qu'au chloroforme lui-même.

Pendant la *période d'excitation* c'est plutôt l'*Asphyxie*, quand la *résolution musculaire* est obtenue c'est plutôt la *syncope* que l'on doit craindre. Dans le premier cas, en effet, c'est la contraction spasmodique des muscles intercostaux et la procidence de la langue sur la glotte qui empêchent la respiration; dans le second, c'est le

— 35 —

cœur qui faiblit sous l'influence du poison anesthésiant, au point
de ne pouvoir plus chasser le sang qu'il contient.

Cette syncope d'ailleurs est excessivement rare et est plus rarement encore suivie de mort. Le chirurgien ne doit donc pas perdre
confiance quand il la voit apparaître, surtout s'il a la conviction
que la vie, alors même que tout battement cardiaque a cessé depuis
longtemps, peut encore être rappelée, comme le prouvent les observations de MM. Boinet et Duchenne de Boulogne.

Pour expliquer les accidents chloroformiques est-il besoin d'invoquer une idiosyncrasie? Évidemment non. En s'en tenant aux
observations recueillies en grand nombre par M. Perrin, on peut
se convaincre qu'il n'y a eu mort que quand l'action dépressive
du chloroforme se compliquait de l'état de dépression dans lequel
se trouvait primitivement le sujet ; chez des vieillards par exemple
ou chez des individus totalement épuisés, dans les cas d'affections
organiques du cœur (lésions des valvules, dégénérescence graisseuse de la fibre musculaire), d'adhérences pleurales, péricar-
diques, etc., ou bien encore dans les cas d'obstacles mécaniques à
la respiration et à la circulation tels que réplétion de l'estomac,
vêtements trop serrés, etc. Il y a donc là des contre-indications et
des précautions à suivre dans l'administration du chloroforme;
moyennant quoi on peut avoir la certitude presque absolue qu'on
n'aura à redouter aucun accident sérieux.

Nous arrivons à la troisième sorte de syncope que nous
avons appelée syncope par *lésions organiques du cœur* ou syncope
par troubles statiques. Nous ne parlerons que pour mémoire des
morts subites par rupture du cœur, due à un ramollissement rouge
ou apoplectique ou à une dégénérescence graisseuse qu'on observe
parfois dans certaines maladies infectieuses. Il est évident que dans
ces cas l'état de vie latente ne peut durer que fort peu de temps et que
la mort réelle est nécessaire et doit arriver promptement. Mais nous
devons décrire cette syncope particulière à laquelle on a donné le nom
d'*Asystolie* et que l'on rencontre presque toujours dans la période
ultime des affections cardiaques. Elle consiste dans une lassitude du

muscle qui après s'être hypertrophié dans la mesure du possible pour vaincre la résistance que l'ondée sanguine rencontre est obligé de se reposer plus ou moins longtemps pour se contracter de nouveau. L'asystolie est plus fréquente dans le rétrécissement aortique que dans le rétrécissement auriculo-ventriculaire. Dans le premier, les symptômes fonctionnels sont plus graves par cela même que l'hypertrophie de compensation ne peut porter que sur l'oreillette dont la musculature est bien moins développée que celle du ventricule ; la gêne de la petite circulation est plus considérable, les malades en proie à beaucoup plus d'anxiété et de phénomènes de suffocation. L'affection suit une marche fatale, mais lente ; les malades se sentent mourir pour ainsi dire ; l'asystolie n'arrive que par degrés et n'est pas le phénomène ultime le plus saillant.

Dans l'affection aortique, au contraire, les choses ne se passent pas ainsi. La lutte se concentre sur un seul point entre la fibre charnue du cœur et l'obstacle à vaincre. Le pouls accuse le surcroît de force développée par le ventricule hypertrophié. Il est sec, vibrant. Puis il arrive un moment où le muscle fatigué ne peut plus agir, malgré l'excitation sanguine et nerveuse ; les symptômes d'asphyxie et de suffocation surviennent alors tout à coup. L'organisme peut encore prendre le dessus spontanément ou à l'aide du secours de l'art. Mais quand l'asystolie survient une deuxième, une troisième fois, elle compromet gravement l'existence du malade ; le médecin se trouve désarmé en face de l'inertie absolue et obligée du cœur, et à la mort apparente succède bientôt la mort réelle. — L'asystolie survient encore dans le cas de concrétions fibrineuses obstruant les orifices et se développant dans certaines pleuro-pneumonies aiguës franches au 25ᵉ degré, à la suite du rhumatisme articulaire aigu (Bouillaud), pendant l'état puerpéral, dans certains états cachectiques (phthisie tuberculeuse, cancer, etc).

III. — DE LA MORT APPARENTE PAR LE POUMON OU ASPHYXIE.

L'*Asphyxie* dans son sens le plus large ou *Anhématoise* (Piorry) précède quelquefois et suit toujours la syncope. Elle est évidemment le corollaire nécessaire de la diminution ou de l'arrêt de la circulation. Quand elle est primitive et due à la présence dans les bronches de gaz irrespirables ou toxiques, elle est plus rapidement mortelle, par cela même que le sang altéré dans ses matériaux et n'en continuant pas moins à circuler, détériore plus rapidement les éléments, qu'il est chargé de nourrir. L'état syncopal survenant alors, loin d'être une complication, doit être au contraire considéré comme un bienfait pour l'organisme. Primitivement le terme d'asphyxie n'était pas nettement séparé de celui de syncope. Peu à peu et surtout depuis Bichat la distinction s'établit. Toutefois, s'il est des cas, d'ailleurs fort nombreux, où l'étiologie de l'asphyxie ou apnée proprement dite apparaît clairement, il en est d'autres où il est bien difficile de rapporter exclusivement la cause des accidents à l'état asphyctique, ou à l'état syncopal, dans les cas par exemple de mort apparente par le froid, de mort apparente des nouveau-nés, etc. La relation est telle entre l'arrêt des phénomènes respiratoires, quelle qu'en soit la cause, et l'arrêt des phénomènes cardiaques, qu'il est à peine besoin d'indiquer les accidents généraux survenant forcément à la suite de l'asphyxie. Le sang vicié perd à la fois ses qualités nutritives et stimulantes. Le cœur ne se contracte plus régulièrement ; le cerveau gorgé d'un sang noir est le siége d'une activité désordonnée (convulsions, etc.), puis dans le coma qui survient forcément comme terme fatal, tout se réduit à des phénomènes de syncope.

Nous pourrons ranger les accidents asphyctiques sous trois chefs : 1° lésions propres de l'organe ; 2° apneumatose par causes extérieures ; 3° apneumatose par cause interne.

1° *Lésions propres de l'organe.*

Nous ne ferons que signaler les hémoptysies, graves non-seulement par la perte de sang qu'elles occasionnent, mais surtout par le trouble profond qu'elles produisent dans l'organe; les congestions, les apoplexies pulmonaires, les traumatismes, qui en supprimant *tout à coup* une vaste surface respiratoire ne permettent pas à l'organisme de s'adapter aux conditions nouvelles d'existence qui lui sont faites. Dans tous ces cas la réparation est difficile. L'organe étant aussi profondément lésé, la fonction ne peut plus se rétablir et l'état de vie latente ou de vie élémentaire qui suit l'apparition des accidents ne tarde pas à faire place à la mort réelle, confirmée.

2° *Apneumatose par causes extérieures.*

Nous ferons rentrer ici tous les cas de privation d'oxygène par obstacles mécaniques (submersion, strangulation, pendaison, etc.), tous les cas d'introduction de gaz étrangers dans le poumon, et nous spécifierons à propos des gaz toxiques, tels qu'acide carbonique, oxyde de carbone, vapeurs nitreuses, etc., que les accidents généraux qui surviennent sont moins le fait de l'asphyxie proprement dite que d'altérations du côté du sang et du système nerveux. Dans les cas d'asphyxie que nous indiquons, l'intervention est plus facile, parce que les causes des accidents sont plus saisissables ; mais si cette intervention n'a pas lieu, les accidents mènent promptement à une mort définitive.

3° *Apneumatose par causes internes.*

Cette dernière division comprend les cas d'asphyxie par lésion directe du pneumo-gastrique, spasme toxique des muscles respiratoires comme dans tétanos et empoisonnement par la strychnine, spasmes de la glotte comme dans l'anesthésie chloroformique. Nous devons signaler ici le mécanisme de la mort subite dans le cas de vastes épanchements pleurétiques, bien mis en lumière par

M. Feltz de Strasbourg dans son *Traité des embolies.* Toute une moitié du poumon étant comprimée, le sang contenu dans les mailles du réseau capillaire en se coagulant de proche en proche, gagne la branche correspondante de l'artère pulmonaire, et le caillot apparaît bientôt à la bifurcation du tronc en ses deux grandes subdivisions. Ce caillot de nouvelle formation, mou, peu résistant, est alors entamé par le courant sanguin venant du ventricule droit et entraîné en partie dans l'artère pulmonaire du côté sain. Ce coagulum s'arrête dans une des principales ramifications artérielles et va anhémier tout le département correspondant dans ce poumon qui fonctionnait déjà seul antérieurement. Il en résultera un état asphyctique et de mort apparente rapidement suivie de mort définitive.

Mort apparente des nouveau-nés. — Nous ne parlerions pas de cet état, si certains physiologistes n'avaient prétendu qu'il était incompatible avec l'absence absolue de mouvements cardiaques. Des observations en grand nombre permettent d'émettre aujourd'hui comme vraie l'opinion contraire. L'état dont nous parlons peut revêtir deux formes auxquelles on a donné le nom de forme *asphyctique* et forme *apoplectique.* M. Jacquemier, se fondant sur ce fait aujourd'hui bien démontré qu'il n'existe entre les vaisseaux de l'utérus et ceux du placenta que des rapports indirects et médiats, n'admet qu'une cause unique de ces deux formes, la suspension de la respiration placentaire. Quand l'enfant est *pâle,* la suspension a été brusque, rapide. Quand l'enfant est *violet,* elle a été lente, graduelle. Il y aurait là une analogie complète avec ce qui se passe dans l'asphyxie à la suite d'éboulement où la décoloration est complète et avec l'asphyxie par suite de submersion ou de séjour dans un air confiné, où la coloration bleuâtre est si intense. Au point de vue du pronostic, on comprend alors facilement que l'asphyxie blanche soit la plus grave. Cependant, dans un cas de ce genre où tout battement cardiaque avait cessé depuis plus de dix minutes, M. Depaul put, au moyen d'insufflations par le tube laryngien de Chaussier, rappeler un sujet à la vie.

Mort apparente par le froid. — Larrey observait déjà pendant
la retraite de Russie que le froid descendant à 20° ou à 27° Réau-
mur au-dessous de 0°, l'engourdissement est tel qu'on peut à
peine se tenir debout. La sidération du système nerveux est
extrême. Le mécanisme de la léthargie par le froid, à laquelle fait
suite nécessairement la mort apparente, est double. Il y a diminution à la fois de la sensibilité et de la circulation périphériques,
diminution par conséquent des réflexes et congestion des centres,
diminution de l'influx nerveux et troubles dans la force dynamique
du cœur déjà surchargé de sang, congestion du poumon rendant
encore plus difficile l'hématose, qu'entravent déjà les états que nous
venons d'indiquer, et aggravant les phénomènes cérébraux. Il est
donc bien difficile d'attribuer au cerveau ou au sang exclusivement
l'action nocive. Dans l'état que nous signalons, il peut encore y
avoir hémiplégie consécutive ; ce qui s'explique par la possibilité
des apoplexies cérébrales. On sait parfaitement, et les peuples du
nord ont soin de se conformer à ce précepte, qu'il faut se garder
de réchauffer trop brusquement les individus totalement ou par-
tiellement congelés. Si la chaleur s'exerce, en effet, sur des parties
où la circulation et l'influx nerveux n'ont pas encore eu le temps
de reprendre leurs fonctions, ces parties se désagrégent et la gangrène a lieu.

IV. — Des cas de mort apparente par sidération nerveuse.

Nous arrivons maintenant à la série des cas de mort apparente
dépendant d'une diminution ou d'une perturbation dans l'influx
nerveux.

Nous rappellerons ici ce que nous avons déjà dit à propos de la
syncope et de l'asphyxie et ce qui a déjà été démontré par l'histoire de ces deux états morbides, que la mort apparente n'a presque jamais lieu exclusivement par l'un de ces trois organes, cœur,
poumon ou cerveau. Il est surtout bien difficile de décider, si dans

certains cas de sidération subite, à la suite d'émotions excessives par exemple, c'est le cœur ou le poumon qui est le premier coupable. Voici comment Bichat décrit la succession des phènomènes morbides après la cessation de l'activité cérébrale : 1° il y a anéantissement de l'action de tous les muscles de la vie de relation et même des intercostaux et du diaphragme; 2° plus de phénomènes mécaniques de la respiration: 3° plus de phénomènes chimiques; 4° abord de sang noir dans le cœur gauche; 5° affaiblissement et cessation de l'action des fibres de ce viscère; 6° cessation de la circulation générale avec abolition de la chaleur animale et menace de mort imminente.

Les cas de mort apparente par troubles subits dans l'organe cérébral sont décrits sous le nom d'*apoplexies*. Les apoplexies sont caractérisées par une paralysie soudaine, spontanée, plus ou moins complète, plus ou moins étendue du sentiment et du mouvement. Ces apoplexies, en s'en tenant à la nature des lésions qui les produisent, sont de plusieurs espèces : *apoplexies sanguines* par épanchement de sang dans les membranes cérébrales, les ventricules du cerveau, ou la substance même de l'encéphale; *apoplexies séreuses ou pituiteuses*, quand au lieu de sang, c'est du sérum qui est épanché; *apoplexies anémiques* ou *apoplexies blanches*, quand il y a oblitération artérielle par embolie, apoplexies *nerveuses* ou *essentielles*, quand les symptômes apoplectiques ont lieu sans cause à laquelle on puisse les rattacher.

Ces apoplexies entraînent assez rarement, du coup, la mort réelle et définitive, surtout lorsqu'elles portent sur la convexité même des hémisphères cérébraux. Là, en effet, ce que nous pouvons appeler la circulation collatérale nerveuse se rétablit plus facilement à cause du grand nombre d'anastomoses entre les éléments. Mais, quand les lésions se rapprochent de la base, les accidents deviennent plus graves, parce que ces lésions intéressent des organes essentiels à la vie, le bulbe rachidien par exemple et plus particulièrement le nœud vital de Flourens. Dans un mémoire lu à l'Académie de médecine, le 12 juin 1838, M. Devergie constatait que sur

40 cas d'apoplexie, un seul cas de mort subite avait eu lieu à la suite de la lésion de la protubérance annulaire.

C'est surtout dans ces cas de prostration nerveuse par commotion, compression, contusion du cerveau, se compliquant toujours de syncope, que l'on observe une durée quelquefois excessivement longue de l'état de mort apparente ou de vie latente. Nous nous rappelons, pendant le siége de Strasbourg, avoir observé un cas de ce genre qui nous donna de grandes inquiétudes. Un homme ramassé avec plusieurs cadavres à l'endroit où venait d'éclater un obus, fut relevé comme mort et déposé près du poste de secours établi à la porte de Saverne. Mais on s'aperçut bientôt qu'il ne portait trace d'aucune blessure expliquant la mort. Nous ne constatâmes qu'une légère érosion du cuir chevelu. Le pouls était complétement insensible; la respiration nulle. Les mâchoires étaient serrées convulsivement. Les excitants que nous avions à notre disposition ne produisirent aucun effet. Ce ne fut qu'à grand peine que nous parvînmes à introduire entre les arcades dentaires un ciseau en fer qui nous tomba sous la main et à l'aide duquel nous pûmes ouvrir la bouche et tirer la langue au dehors. Pendant que nous pratiquions la respiration artificielle, un aide faisait l'insufflation de bouche à bouche. Ce n'est qu'au bout de plus de dix minutes que nous crûmes saisir un mouvement inspiratoire spontané; puis la main appliquée sur la poitrine perçut quelques impulsions cardiaques. L'espace restreint dans lequel nous nous trouvions, ne nous permettant pas de continuer avec avantage nos manœuvres, nous nous décidâmes à évacuer notre malade sous la surveillance de deux aides chargés de maintenir la respiration artificielle. Ce n'est que plus d'une heure après son arrivée à l'hôpital que notre malade recouvra d'une manière définitive ses fonctions de respiration et de circulation.

CONSIDÉRATIONS THÉRAPEUTIQUES
ET CONCLUSIONS.

Prétendre que l'état que nous avons désigné sous le nom de mort intermédiaire survenant à la suite d'affections de toute nature, éruptives, typhiques, etc., est susceptible d'indications thérapeutiques, reviendrait à dire qu'on peut quelque chose pour le retour de la vie, dans un cas de décapitation, par exemple, sous prétexte que les éléments de l'organisme ne sont pas encore tous morts. Dans les deux cas, en effet, les lésions qui entravent la vie sont capitales.

Il n'en est plus de même dans cet état que nous avons décrit sous le nom de mort apparente ou vie latente se produisant quand le mécanisme organique est encore intact ou du moins capable de réparation. Ici le médecin doit agir vite, sans hésitation dans le choix des moyens à employer, car les moments sont précieux. La première règle que nous devons poser est celle-ci : Dans tous les cas où le médecin ne pourra se convaincre de l'état de mort réelle, totale, confirmée par la constatation d'un ensemble plus que suffisant de signes caractéristiques, il devra se conduire comme si la vie persistait encore malgré l'abolition des grandes vies fonctionnelles. Mieux vaut se tromper en agissant encore en vue d'un rappel à la vie quand on n'a plus affaire qu'à un cadavre, que se tromper en abandonnant pour mort un organisme encore vivant. D'ailleurs, les moyens auxquels on aura recours pour essayer de ranimer l'organisme, hâteront la putréfaction si le succès est impossible et lèveront ainsi les doutes. On doit donc employer hardiment les frictions chaudes, les frictions alcooliques aux tempes, l'ammoniaque dans le nez, l'eau de mélisse dans la bouche, les poudres sternutatoires, etc., etc. Enfin l'indication thérapeutique suprême, c'est de chercher avant tout à arracher l'individu à la cause qui produit les accidents. Il suffira de soustraire un asphyxié à la vapeur de charbon, de tirer de l'eau un noyé, etc., pour que la vie reprenne le dessus. C'est ici surtout que l'aphorisme d'Hippocrate, *sublatá causá tollitur effectus*, doit être mis en pratique. On devra aussi s'attacher à relever la fonction qui périclite le plus, mais il ne faut pas oublier que si une seule fonction enrayée a pu suspendre le jeu des organes, la stimulation portée sur un seul point peut à son tour solliciter le réveil de tous.

Des trois fonctions constituant le trépied vital de Bichat, celle qui est le plus facile à atteindre, sans contredit, est la respiration. La respiration peut être pratiquée artificiellement soit par l'insufflation de bouche à bouche, soit par l'insufflation au moyen du tube laryngien, soit par les mouvements rhythmiques imprimés au thorax. Si l'un de ces moyens ne réussit pas, il faut recourir à l'autre, sauf à revenir au premier, s'il est nécessaire; en employer plusieurs en même temps, s'il est possible. Ce serait un tort de croire qu'après les excitants, les révulsifs de toute espèce, les moyens employés pour rappeler la respiration, on ne peut rien sur la circulation. Des frictions énergiques, des chocs vigoureux imprimés à la paroi thoracique correspondant au cœur, ont permis à M. le professeur Brown-Séquart de rappeler la vie dans des cas où tous les autres moyens avaient échoué.

Nous ne donnerons pas l'énumération de tous les moyens qui ont été préconisés pour remplir le mieux possible les indications thérapeutiques de la mort apparente. Ces moyens sont décrits partout; ils sont nombreux, ils sont plus ou moins parfaits, le médecin doit recourir à ceux dont il dispose le plus vite, et dans tous les cas, agir sans perdre de temps.

Nous sommes arrivé à la fin de notre tâche; nous en reconnaissons toute l'imperfection. Non-seulement les forces, mais encore le temps, nous ont manqué pour faire mieux. Nous n'avons pu que jeter un coup d'œil d'ensemble sur des questions dont chacune aurait dû nécessiter de longs développements.

Une idée qui, du moins, ressortira de ce travail, c'est celle de l'impossibilité d'expliquer la mort, comme tous les autres phénomènes physiologiques, sans invoquer ce grand fait de l'autonomisme vital, qu'on a voulu remplacer dans ces derniers temps, par une simple transformation de forces. Nous avons montré que l'individualité et la spontanéité allaient grandissant dans la série des êtres pour avoir leur plus complet épanouissement dans l'homme; nous avons dit quels rapports elles avaient avec la mort.

Contrairement à cette opinion qui veut voir dans la destruction du moi physiologique une dissociation immédiate complète, plus ou moins apparente, de l'être vivant, nous avons pu nous convaincre que la disparition de la spontanéité ou la mort physiologique, suivait encore dans son apparition des lois exclusivement propres à la nature vivante, qu'elle ne disparaissait pas subitement, qu'elle résistait plus ou moins suivant les individus, suivant les circonstances. Nous avons vu qu'aucune condition physico-chimique ne pouvait expliquer la conservation de la vie dans un organisme ne la traduisant plus que par le fait même du maintien de son unité dans le monde inorganique.

Dans la question que nous avons abordée, il y aurait bien d'autres preuves à invoquer, bien d'autres considérations à développer, en faveur de la théorie de l'autonomisme vital, qui tend aujourd'hui à reprendre, dans la science, la place qui lui était contestée par la physiologie mécanique. Nous croirons avoir atteint un but utile, si nous avons pu faire seulement ressortir l'importance de tout ce qui se rapporte à la physiologie des phénomènes vitaux par excellence dont nous avons parlé.

QUESTIONS.

Anatomie. — Des os des membres supérieurs.

Physiologie. — Des mouvements réflexes.

Physique. — Baromètre. Effets de la pression atmosphérique sur l'homme. Ventouses.

Chimie. — Des acides. De leur constitution. Définition des acides mono, bi et polybasiques.

Histoire naturelle. — Qu'est-ce qu'un pachyderme? Comment les divise-t-on? Quels produits fournissent-ils à l'art de guérir?

Pathologie externe. — Des pseudarthroses consécutives aux fractures.

Pathologie interne. — De la fièvre synoque.

Pathologie générale. — De la prédisposition morbide.

Anatomie pathologique. — Des altérations de l'urine.

Médecine opératoire. — De l'opération de la pupille artificielle. Comparaison des procédés par déplacement, incision, enlèvement.

Pharmacologie. — De la distillation. Des eaux distillées ou hydralates. Comment les obtient-on? Quelles sont les altérations qu'elles peuvent subir et les moyens employés pour les prévenir?

Thérapeutique. — De l'absorption des médicaments.

Hygiène. — De l'exercice musculaire.

Médecine légale. — De la valeur des expériences physiologiques pour constater la présence dn poison.

Accouchements. — Du palper abdominal. Sa valeur comme moyen diagnostic de la grossesse. Des présentations et des positions.

Vu, bon à imprimer,

CHAUFFARD, président.

Vu et permis d'imprimer,

Le vice-recteur de l'Académie de Paris,

A. MOURIER.

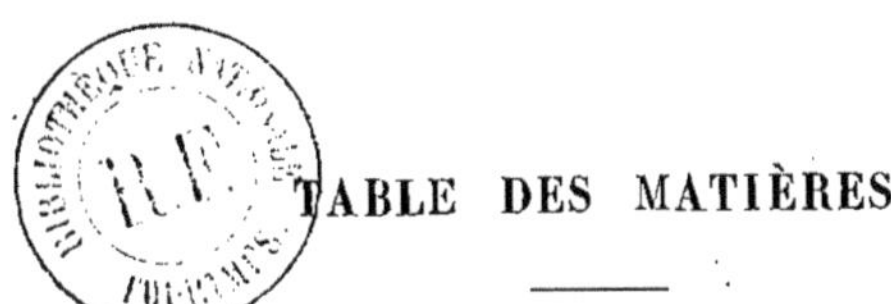

TABLE DES MATIÈRES

Introduction.. pages   3

CHAPITRE I.

I.   Généralités sur la vie et la mort.....................................   5
II.   Des différents genres de mort.......................................   11

CHAPITRE II.

I.   Étiologie de la mort apparente......................................   15
II.   Diagnostic de la mort apparente....................................   19
III.   Durée de la mort apparente..   20
IV.   De la constatation des décès.   24

CHAPITRE III.

I.   Causes générales auxquelles on doit rattacher tous les cas de mort apparente
     ou vie latente...   29
II.   De la mort apparente par le cœur ou syncope.........................   30
III.   De la mort apparente par le poumon ou asphyxie.....................   37
IV.   De la mort apparente par sidération nerveuse........................   40
Indications thérapeutiques et conclusions................................   43

12046. — PARIS, TYPOGRAPHIE LAHURE
Rue de Fleurus, 9